AF496092

SYPHILIS ET MARIAGE

NOUVELLE ÉTUDE

SUR LES

ONDITIONS D'APTITUDE AU MARIAGE

DES SUJETS SYPHILITIQUES

PAR

Edmond LANGLEBERT,

DOCTEUR EN MÉDECINE, OFFICIER D'ACADÉMIE,

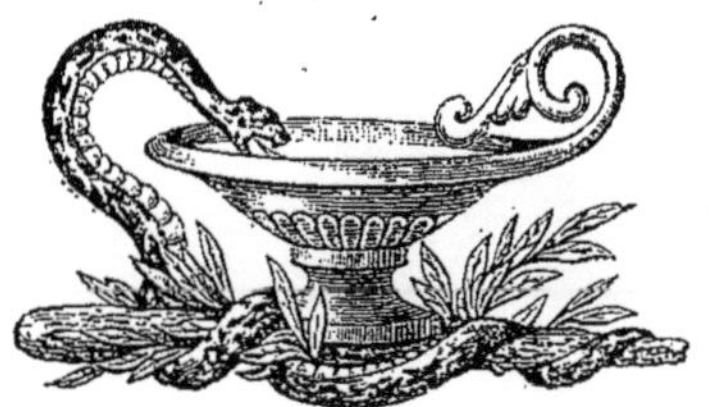

SOMMAIRE. — La syphilis dans ses rapports avec le mariage, par l'auteur. — Les syphilitiques en famille, par M. DIDAY. — A quelles conditions le médecin peut-il permettre le mariage à un sujet syphilitique ? — Cinq conditions principales : 1º Absence d'accidents actuels ; 2º Age avancé de la maladie ; 3º Son caractère peu menaçant ; 4º Certain temps écoulé à la suite de ses dernières manifestations ; 5º Traitement suffisant. — Quelle est, en moyenne la durée du traitement nécessaire pour guérir la syphilis ? — A quelles doses convient-il d'administrer les remèdes, le mercure surtout ? — **Outrancisme hydrargyrique.** — Le mercure et la syphilis tertiaire. — Mercurisme cérébral. — Conclusion. — **Post-scriptum.**

Prix : 50 centimes

PARIS

ADRIEN DELAHAYE et E. LECROSNIER, ÉDITEURS

PLACE DE L'ÉCOLE-DE-MÉDECINE

1880

SYPHILIS ET MARIAGE

NOUVELLE ÉTUDE

SUR LES

CONDITIONS D'APTITUDE AU MARIAGE

DES SUJETS SYPHILITIQUES

PAR

Edmond LANGLEBERT,

DOCTEUR EN MÉDECINE, OFFICIER D'ACADÉMIE.

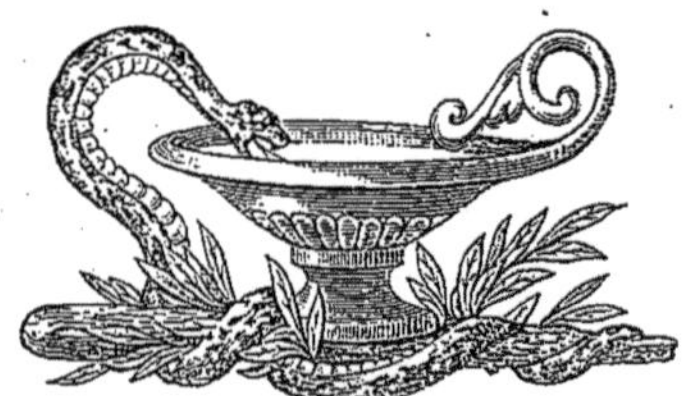

SOMMAIRE. — La syphilis dans ses rapports avec le mariage, par l'auteur. — Les syphilitiques en famille, par M. DIDAY. — A quelles conditions le médecin peut-il permettre le mariage à un sujet syphilitique ? — Cinq conditions principales : 1º Absence d'accidents actuels ; 2º Age avancé de la maladie ; 3º Son caractère peu menaçant ; 4º Certain temps écoulé à la suite de ses dernières manifestations ; 5º Traitement suffisant. — Quelle est, en moyenne la durée du traitement nécessaire pour guérir la syphilis ? — A quelles doses convient-il d'administrer les remèdes, le mercure surtout ? — **Outrancisme hydrargyrique.** — Le mercure et la syphilis tertiaire. — Mercurisme cérébral. — Conclusion. — **Post-scriptum.**

PARIS

ADRIEN DELAHAYE et E. LECROSNIER, ÉDITEURS

PLACE DE L'ÉCOLE-DE-MÉDECINE

1880

PRINCIPAUX OUVRAGES DE L'AUTEUR

1861. DU CHANCRE PRODUIT PAR LA CONTAGION DES ACCI-
DENTS SECONDAIRES DE LA SYPHILIS. 1 volume in-8,
2ᵉ édition, contenant tous les documents relatifs à la découverte de la loi de transmission de la syphilis secondaire.

1864. TRAITÉ THÉORIQUE ET PRATIQUE DES MALADIES
VÉNÉRIENNES. 1 volume in-8, de 760 pages.

1873. LA SYPHILIS, LE CHANCRE ET LA BLENNORRHAGIE,
DANS LEURS RAPPORTS AVEC LE MARIAGE. 1 vol.
in-12, de 332 pages, avec une nouvelle préface (1880).

1875. APHORISMES SUR LES MALADIES VÉNÉRIENNES, sui-
vis d'un Formulaire magistral pour le traitement de ces
maladies. 1 volume in-18, 2ᵉ édition.

1876. DE LA DILATATION MÉDIATE, LENTE ET PROGRES-
SIVE, appliquée au traitement des rétrécissements de l'urè-
thre. Br. in-8.

1880. LETTRES A ÉMILE, sur l'art de se préserver du mal vénérien et des charlatans qui l'exploitent. Pour faire suite à
tous les traités d'éducation destinés aux jeunes gens. 1 vol.
in-18.

SYPHILIS ET MARIAGE

CONDITIONS D'APTITUDE

AU

MARIAGE DES SUJETS SYPHILITIQUES

Au mois de novembre 1873, paraissait un livre, signé de nous, dont le sujet : *La syphilis dans ses rapports avec le mariage* (1), n'avait encore été traité spécialement et dans son ensemble par aucun auteur. C'était donc, malgré la maxime de Salomon, un sujet neuf, *rara avis*, en syphiliologie surtout.

Depuis cette époque, nous avons eu l'honneur et la bonne fortune de voir s'adjoindre à nous, comme collaborateurs dans la vulgarisation de ce point si important de l'hygiène sociale, un maître éminent de l'École de Lyon, et un professeur distingué de la Faculté de médecine de Paris, ex-élève, aux Capucins, de l'ancienne et célèbre école dite du Midi.

(1) Un volume in-12, de 332 pages, chez Adrien Delahaye.

Le maître, nos lecteurs l'ont déjà nommé, c'est Diday, le Ricord lyonnais, jadis le boute-en-train de cette brillante et bruyante pléiade des syphiliographes de 1850 à 1860, qui créa la science des maladies vénériennes. Ses *Syphilitiques en famille* (à ce titre seul on en reconnaîtrait l'auteur) sont un pur chef-d'œuvre de science pratique, tout empreint de verve gauloise et d'un *naturalisme*, pour parler le langage du jour, à faire pâlir d'envie Émile Zola (1).

Le professeur distingué, c'est M. Alfred Fournier, à qui devait écheoir, au sortir des Capucins, cette chance heureuse du fils de famille de trouver, à ses débuts, la science toute faite. Notre savant confrère, qui déjà, en 1860, avait pris pour sujet de sa thèse inaugurale la découverte que nous venions de faire de la loi de transmission des accidents secondaires de la syphilis, a bien voulu, cette fois encore, s'associer à nos travaux en publiant un livre : *Syphilis et mariage* (2), qui, sous le même titre et sur un sujet si nettement limité, n'est et ne pouvait être, comme on le verra bientôt, que le commentaire en belle prose des idées émises dans le nôtre. Nous tenions à l'en remercier ici publiquement. Nous y tenions d'autant plus que l'auteur, avec une modestie rare, avoue lui-même qu'il se serait trouvé, sans nous, dans « le plus grand embarras » pour rédiger son livre,

(1) Les *Syphilitiques en famille* forment un des principaux chapitres d'un grand ouvrage de MM. Diday et Doyon : *Thérapeutique des maladies vénériennes et cutanées*, Paris, 1876. Il serait fort désirable, dans l'intérêt public, que ce chapitre fût tiré et publié à part. C'est un conseil, qu'en bon confrère, nous donnons à M. Diday. Nous disons en bon confrère, car il est probable que notre éditeur ne nous félicitera pas de le lui avoir donné.

(2) *Syphilis et mariage*, in-8, Paris 1880, chez G. Masson.

pour marcher, nous dit-il, « SUR UN TERRAIN NON ENCORE DÉFRICHÉ, » en compagnie de ses seuls maîtres, les vérolistes du XVIᵉ siècle, Jean de Vigo, Fracastor, Nicolas Massa, etc., qui ne pouvaient lui donner que des encouragements (1).

De toutes les questions que soulève la syphilis considérée au point de vue du mariage, la plus intéressante pour les malades et aussi pour les médecins, consultés chaque jour sur ce sujet scabreux, est assurément celle qui a trait aux conditions d'aptitude à cette fonction des individus qui, voulant « faire une fin », comme ils di-

---

(1) Voici textuellement, ou à peu près, le superbe passage auquel nous faisons allusion :

« Nous marchions, nous dit-il, sur un terrain non encore défriché. L'expérience des anciens, de nos prédécesseurs, de ceux qu'avec un JUSTE RESPECT nous appelons les MAITRES DE L'ART, nous faisait, en l'espèce, à peu près complètement défaut... Nulle part nous n'aurions pu trouver attaquée de front, discutée, débattue, cette grave question du mariage des syphilitiques... TOUT OU PEU S'EN FAUT, NOUS RESTAIT A FAIRE, et là n'était pas le moindre embarras de celui qui... devait le premier aborder ce sujet difficile. » (A. F. *Syphilis et mariage*, page 90.)

C'est là, précisément, ce que nous avions dit nous-même, en un langage plus simple, comme il convient quand on parle pour soi, dans la préface de notre livre : « Sauf les quelques pages, disions-nous, que nous avons consacrées à ce sujet dans notre *Traité des maladies vénériennes*, c'est en vain qu'on chercherait, dans les ouvrages spéciaux, quelques préceptes pouvant guider sûrement le praticien dans l'appréciation des nombreuses particularités que comporte la grave question du mariage des syphilitiques. Tous sont muets à cet égard, ou du moins, ne renferment que quelques indications vagues et complètement insuffisantes » (Ed. L. *La syphilis dans ses rapports avec le mariage*, page 4.)

sent galamment, ont également besoin d'en avoir fini avec la vérole. Question ardue autant que délicate, pour la première fois posée et discutée, aussi largement qu'elle pouvait l'être alors, par M. Diday (1), puis reprise et développée par nous *in extenso* dans un long chapitre de notre *Traité de la syphilis dans ses rapports avec le mariage*. C'est de ce dernier livre que nous allons en extraire quelques fragments pour en faire le sujet de cet opuscule.

Mais j'aperçois d'ici plus d'un lecteur fronçant le sourcil à cette seule idée du mariage d'un syphilitique. La syphilis guérit-elle jamais, se disent-ils, et, si elle guérit dans quelques cas, en serez-vous jamais assez sûr pour oser jeter dans les bras d'un tel homme une jeune fille pure et florissante de santé? Cette objection est grave, j'en conviens, et ce n'est pas pour la première fois qu'elle se présente à notre esprit. Déjà, en 1864, nous y faisions, dans notre *Traité des maladies vénériennes*, la réponse suivante, que nous maintenons ici, savoir : que l'incertitude à laquelle nous sommes forcément réduits relativement à la guérison de la syphilis ne saurait être un motif suffisant pour interdire à perpétuité le mariage à tout individu qui en a été atteint, et qu'il y aurait pour la société plus d'inconvénients que d'avantages réels à maintenir rigoureusement cette interdiction.

Toutefois, ajoutions-nous, si cette incertitude n'est pas un motif suffisant pour condamner indistinctement au célibat tous les syphilitiques, elle n'en doit pas moins imposer au médecin la plus grande prudence, et l'engager à ne donner son avis qu'après avoir longuement exa-

---

(1) *Traité de la syphilis des nouveau-nés*, 1 vol. in-8, Lyon, 1854.

miné et calculé les probabilités pour ou contre un retour possible de la maladie (*Loc. cit.*, p. 702)..

Ces probabilités, nous les avons déduites de diverses conditions, longuement étudiées dans notre livre. Nous les résumerons ici sous le nom de *conditions d'aptitude au mariage des sujets syphilitiques*. Elles sont au nombre de cinq, savoir :

1° ABSENCE D'ACCIDENTS SPÉCIFIQUES ACTUELS ;

2° AGE AVANCÉ DE LA DIATHÈSE ;

3° CARACTÈRE PEU MENAÇANT DE LA MALADIE ;

4° CERTAIN TEMPS ÉCOULÉ CONSÉCUTIVEMENT AUX DERNIÈRES MANIFESTATIONS SPÉCIFIQUES ;

5° TRAITEMENT SPÉCIFIQUE SUFFISANT.

Etudions donc l'une après l'autre ces cinq conditions, ce qui nous sera d'autant plus facile que nous n'aurons qu'à reproduire ici textuellement ce que nous avons autrefois écrit sur chacune d'elles, rien de nouveau n'ayant été dit ou écrit sur ce sujet depuis la publication de notre livre (1).

______

(1) Il y aurait cependant injustice grave à ne pas mentionner avec éloges l'idée qu'à eue M. Fournier, et que nous adoptons ici, de disposer ces cinq conditions en forme de programme, ce qui en rend l'étude plus facile. C'est à lui également que revient le mérite d'avoir substitué au mot *aptitude* celui *d'admissibilité* au mariage, comme on dit, en parlant des candidats à divers titres ou emplois publics : admissible au baccalauréat, à l'Ecole polytechnique, à Saint-Cyr, ou encore, pour serrer de plus près l'analogie, admissible à un concours d'agrégation.

PREMIÈRE CONDITION.

ABSENCE D'ACCIDENTS SPÉCIFIQUES ACTUELS.

Peut-être nos lecteurs vont-ils s'étonner de nous voir poser en première ligne cette condition, qui semble remonter à M. de la Palisse, lequel nous a appris que « pour ne pas se mouiller, il faut éviter de se mettre à l'eau. » Mais ce qui va certainement les étonner davantage, c'est d'apprendre qu'il fut un temps, qui n'est pas encore très loin de nous, où cette condition eût été vivement discutée et trouvée excessive par beaucoup. C'était le temps où M. Ricord, avec une verve et un talent que l'on n'a point oubliés, enseignait aux nombreux élèves des Capucins, que les accidents secondaires de la syphilis *n'étaient pas contagieux!* Ce qui conduisait naturellement à cette consé-quence que, une fois le chancre guéri, tout danger de contagion avait disparu, et que l'on pouvait sans crainte permettre le mariage, l'un ou l'autre des fiancés fût-il en pleine vérole constitutionnelle!!

M. Fournier ne pouvait avoir oublié ce temps, puisqu'il a lui-même contribué, comme rédacteur des leçons de M. Ricord, à propager cette colossale erreur, qui, prise à la lettre, faisait du plus honnête médecin le complice de la vérole! Et c'est sans doute en expiation de cette faute involontaire que notre honorable confrère, à peine sorti, en 1860, de l'internat des Capucins, s'empressait de célébrer dans sa thèse inaugurale (avec les plus déli-cates précautions pour ne point offenser notre modestie) la découverte, récente alors, de la loi de transmission des accidents secondaires de la syphilis. Dès ce moment con-

vaincu du danger pour autrui que présentent ces accidents, « dont la contagiosité, nous dit-il, n'est plus à dé-
montrer aujourd'hui, » M. Fournier ne pouvait donc faire
moins que de se ranger à notre avis sur cette première
condition du mariage des syphilitiques, en nous appre-
nant toutefois, ce que nous avions négligé de mentionner:

1° « Que l'existence du moindre accident syphilitique est
un témoignage éclatant de la maladie, de la maladie non
pas seulement en puissance, mais *en action;*

2° « Que les individus qui se marient en plein état de
vérole, et qui, en connaissant tous les dangers, bravent
néanmoins ces dangers, parce qu'ils ont un intérêt supé-
rieur à les braver, *sont des cyniques et des infâmes.* »
(A. F. *Syphilis et mariage*, pages 92, 95.)

DEUXIÈME CONDITION.

AGE AVANCÉ DE LA DIATHÈSE.

Dans une lettre adressée par nous à M. Diday, et qui
fut insérée dans la *Gazette médicale de Lyon*, en décembre
1859, nous posions en principe : « Que le virus syphilitique, en vieillisant dans l'économie, doit s'épuiser peu
à peu dans la manifestation de ses effets morbides, et,
par conséquent, perdre de son activité. » Il résulte de ce
principe, vérifié depuis par l'expérience, que :

« Plus jeune est la syphilis de l'époux, plus nombreux
et plus grands sont les dangers qu'il apporte dans le mariage. »

D'où il suit, nous fait remarquer M. Fournier, avec
une grande sûreté de jugement, que :

« *La contagion syphilitique dans le mariage est d'autant plus à craindre pour la femme que la syphilis du mari est de date plus récente.* » (*Loc. cit.,* page 101.)

Et, en effet, aucun médecin n'ignore aujourd'hui que la lésion syphilitique la plus dangereuse, au point de vue de la contagion, la *plaque muqueuse,* appartient essentiellement à la syphilis secondaire, dont elle est, pour ainsi dire, la représentation, l'élément caractéristique. Dangereuse par sa bénignité même, par son indolence, qui la fait le plus souvent passer inaperçue, dangereuse par son extrême tendance à récidiver, dangereuse surtout par ses *deux foyers de prédilection* : la bouche et les organes génitaux (1). Aussi M. Fournier, qui ne néglige aucune occasion de tirer les conséquences de leurs

(1) C'est principalement par la bouche que la vérole se communique de l'homme à la femme et réciproquement : « Plaques muqueuses, ulcérations secondaires des lèvres, de la langue, du voile du palais, des amygdales, voilà, sans contredit, la source la plus féconde, le foyer le plus actif de l'infection syphilitique. » (Ed. L. *La syphilis dans ses rapports avec le mariage,* p. 219.)

Nous avons reproduit la même idée dans le passage suivant de nos *Lettres à Emile :*

« Beaucoup de gens, dans leur ignorance des us et coutumes de la vérole, s'imaginent encore se mettre à l'abri de ses coups en trompant leur instinct, en évitant les chemins battus. Erreur funeste qui, chaque jour, livre au monstre de nouvelles victimes ! Sachez-le bien : la plaque muqueuse est partout la même ; partout elle est investie du même pouvoir d'engendrer le mal. Les plaques des lèvres, de la langue, de la gorge, ne sont pas moins dangereuses que celles qui siègent en d'autres lieux. La vérité est qu'elles sont plus dangereuses, leur place à ciel ouvert et le peu de défiance qu'elles inspirent rendant leur accès plus facile. Que de gens l'ont appris à leurs dépens, qui croyaient se soustraire au péril en allant à Lesbos! » (*Lettres à Emile sur l'art de se préserver du mal vénérien et des charlatans qui l'exploitent.* Paris, 1880, p. 31.)

principes, nous fait-il remarquer encore que : « C'est en ces points, dans le mariage (et ailleurs aussi, aurait-il pu ajouter), que la contagion aura *naturellement* le plus de chance de se transmettre. » (*Loc. cit.*, page 99.)

Donc, le devoir, pour le médecin, devant une syphilis récente, d'opposer un *veto* formel à tout projet de mariage, l'ancienneté de la diathèse étant une condition essentielle, indispensable pour l'aptitude au devoir matrimonial.

Mais, nous demandera-t-on, de quelle ancienneté s'agit-il ici? A quel stage devra se soumettre l'amoureux impatient de croquer la fille ou... la dot? Nous touchons ici au point délicat, au cœur même de la grave question qui fait le sujet de cette étude. Mais comme la réponse à cette question exige d'autres éléments d'information que ceux que nous possédons déjà, force nous est, pour éviter de fastidieuses redites, d'étudier auparavant les deux conditions suivantes qui, en réalité, n'en forment qu'une seule.

TROISIÈME ET QUATRIÈME CONDITIONS.

CARACTÈRE PEU MENAÇANT DE LA MALADIE ; CERTAIN TEMPS ÉCOULÉ CONSÉCUTIVEMENT A SES DERNIÈRES MANIFESTATIONS.

Quelque nombreuses et variées que soient les formes de la syphilis, quelle que soit la diversité qu'elle présente d'un individu à un autre dans son évolution, sa marche, sa durée, nous pouvons en ramener tous les cas à deux types principaux : la *syphilis bénigne* et la *syphilis grave* (1).

Premier type : SYPHILIS BÉNIGNE (syphilis légère, faible ou de moyenne intensité). — Le malade a eu un chancre ou le plus souvent une érosion chancreuse ; puis une roséole, des papules, des plaques muqueuses. Le tout a duré quinze à dix-huit mois, pendant lesquels le traitement a été régulièrement suivi. Les accidents qui se sont succédé ou reproduits ont toujours été de moins en moins graves, et ils ont complètement disparu depuis un certain temps. Le mariage est-il possible ?

Ce que nous avons dit plus haut fait pressentir notre réponse... Oui, sans doute, le mariage est possible. Mais à quelles conditions peut-on le permetire ? Quel temps doit s'écouler entre la disparition du dernier symptôme et le moment où l'on croira pouvoir laisser publier les bans ?

Nous n'insisterons pas pour faire comprendre toute l'importance de cette question et, en même temps, toute la difficulté d'y répondre en termes précis, par une formule nette, chiffrant le temps. Toutefois, s'il est bon, en pareille matière, d'être prudent, s'il faut savoir se défendre d'un optimisme exagéré, il faut éviter aussi de tomber dans l'excès contraire, dans une sévérité qui conduirait

---

(1) C'est à M. Diday que nous devons, sinon cette distinction, qui avait frappé de tout temps les observateurs, du moins, ce qui en est le point capital dans la pratique, la connaissance des signes ou caractères pathognomoniques qui permettent le plus souvent de pronostiquer, dès leur origine, ces deux types de syphilis. On en trouvera le tableau, tracé de main de maître, dans son grand ouvrage sur l'*Histoire naturelle de la syphilis* (1863).

à exclure du mariage la plupart des syphilitiques. La route à suivre entre ces deux écueils, nous l'avons tracée il y a sept ans, sans autre guide alors que notre expérience personnelle, qui, en grandissant avec le temps, n'a rien trouvé depuis à y changer.

En résumé, disions-nous alors, à la suite d'un long examen des diverses faces de la question, nous croyons pouvoir établir : « Que tout individu qui, ayant eu une syphilis bénigne ou de moyenne force, convenablement traitée pendant *quinze à dix-huit mois*, a passé ensuite *une année sans être atteint d'aucun autre accident*, peut être considéré comme guéri. On pourrait donc, à la rigueur, lui permettre aussitôt de se marier. Mais, comme on ne saurait prendre ici trop de précautions, nous avons pour habitude, quand rien ne s'y oppose, de demander, comme temps d'épreuve, une année de plus. Soit, au total, *trois ans et demi* depuis le début de la maladie. » Et nous ajoutions :

« Ces conditions remplies, nous pouvons affirmer que l'individu, si c'est un homme, et s'il jouit d'ailleurs d'une bonne constitution, a les plus grandes chances, en se mariant, d'obtenir une progéniture intacte. Pour notre compte, nous n'avons jamais vu le contraire arriver, et nous pourrions citer bon nombre de nos clients qui, mariés de la sorte, n'ont jamais eu à le regretter » (1). (Ed. L. *La syphilis dans ses rapports avec le mariage*, p. 141.)

(1) « S'il s'agissait d'une femme, ajoutions-nous, ce qui est heureusement assez rare, peut-être conviendrait-il d'être plus sévère, et d'exiger d'elle un temps plus long d'épreuve, si tant est qu'on ose jamais lui permettre de se marier. Car il ne faut pas oublier que la faculté de transmettre la syphilis à ses enfants est beaucoup plus grande et plus persistante chez la femme que chez l'homme, et qu'on ne saurait, par conséquent, user à son égard d'une trop grande circonspection ».

Second type : SYPHILIS GRAVE. — La maladie s'est présentée sous cette forme dès son début, ou ne l'a prise que plus tard. Ses manifestations, malgré le traitement, ont été de plus en plus accentuées ; ses récidives, nombreuses et rapprochées, se sont traduites par des accidents chaque fois plus profonds et plus tenaces. Le malade porte des traces récentes d'ecthyma, des cicatrices de rupia ou de tubercules ulcérés ; ses cheveux se sont éclaircis et n'ont point repoussé ; sa peau est sèche, terne, rugueuse ; sa constitution affaiblie et fortement altérée. La vérole, en un mot, menace de passer à l'état tertiaire, si déjà elle n'y est parvenue...

« Permettre le mariage en pareils cas, avons-nous dit, serait de la part du médecin une faute impardonnable. Aucune transaction n'est ici possible, quelque pressants que soient les motifs qui sollicitent le malade à se marier. Tout au plus pourrait-on, plus tard, l'affranchir de cette interdiction, si, par l'action d'une hygiène sévère et d'un traitement rigoureusement suivi, sa santé se rétablissait, et se maintenait intacte pendant plusieurs années.» (*Loc. cit.*, page 144.)

Ainsi, pour les cas de syphilis bénignes ou de moyenne force, *trois ans et demi* de stage (pouvant être dans quelques cas réduits à deux ans et demi) à partir du début de la maladie, soit environ *dix-huit mois de traitement et deux ans d'épreuve*, après le dernier symptôme, tel est le temps qui nous a généralement paru nécessaire pour donner au syphilitique qui se marie, sinon la certitude absolue, du moins la plus grande probabilité de pouvoir le faire sans danger.

Tel est aussi le chiffre, « *trois ou quatre ans au minimum* » auquel paraît s'être arrêté M. Fournier, mais avec cette différence cependant que le traitement, « un traitement sérieux, énergique (mercure et iodure) », *sera régulièrement suivi pendant tout ce temps.* Examinons donc la cinquième et dernière condition.

CINQUIÈME CONDITION.

TRAITEMENT SUFFISANT.

Peut-être va-t-on s'étonner encore de nous voir poser cette condition qui, prise à la lettre, semble, comme la première, faire partie du recueil des vérités de M. de la Palisse, où il est dit: « que pour obtenir un résultat, il faut employer les moyens suffisants pour y parvenir ». Mais de cette naïveté apparente, surgit ici une des questions les plus élevées de la syphiliologie, la question capitale, devrions-nous dire, puisqu'elle vise directement le but même de notre art :

Quelle doit être, en moyenne, la durée du traitement spécifique nécessaire pour guérir la vérole, et à quelles doses convient-il d'administrer les remèdes?

Quant à la *durée moyenne du traitement,* voici la réponse que nous faisions à cette question, en 1867, dans la première édition de nos *Aphorismes :*

« Dans les syphilis faibles ou de moyenne intensité, *quinze à dix-huit mois* de traitement sont au moins nécessaires pour obtenir une guérison sur laquelle on puisse généralement compter» (*Loc. cit., page* 144.)

Cette réponse, nous l'avons intégralement reproduite dans la deuxième édition du même livre (1875), et nous

la maintenons encore aujourd'hui, fortifiée par une expérience personnelle plus longue de quatorze années.

Quant *aux doses des remèdes* (mercure et iodure de potassium), tout en cherchant à les proportionner à l'intensité des accidents qu'il s'agit de combattre, l'expérience nous a encore appris que, pour le mercure surtout,
et en particulier pour le sublimé, auquel nous donnons
la préférence sur tous les autres agents mercuriels, les
doses faibles, s'arrêtant bien en deçà de la limite où le
médicament pourrait devenir dangereux, sont suffi-
santes dans tous les cas ordinaires, et qu'il est bien rare
qu'il faille en continuer l'usage au delà d'une année. Le
reste de la besogne incombe à l'iodure de potassium,
que nous prescrivons, bien moins pour guérir les accidents secondaires, contre lesquels il ne possède qu'une
efficacité douteuse, que pour prévenir les accidents, bien
autrement redoutables, de la période tertiaire.

Oui, mille fois oui, je le répète et je l'affirme ici,
en toute certitude, *quinze à dix-huit mois de traitement,* dont une année à peine consacrée au mercure, et
à doses faibles, absolument inoffensives, suffisent dans
l'immense majorité des cas pour guérir les syphilis légères ou de moyenne force, syphilis heureusement les
plus communes et de beaucoup, en ce temps de communi-
cations rapides et de libre échange, où la diffusion du virus,
rendue plus facile, devait par cela même en atténuer la vio-
lence. Et n'oublions pas, nous médecins, que nous avons encore à partager ici notre mérite avec un autre auxiliaire
non moins puissant, avec la nature elle-même, qui combat
avec nous, et qui, si nous n'avons pas le sot orgueil de
vouloir lui imposer nos règles, sera toujours notre meil-
leur guide pour diriger et assurer nos coups.

Si nous avons eu, jusqu'à présent, la satisfaction de voir M. Fournier nous suivre pas à pas dans cette étude des conditions d'aptitude au mariage des sujets syphilitiques, force nous est de constater ici qu'il se sépare entièrement de nous sur le traitement de la syphilis. Après avoir successivement demandé, comme garantie de sa guérison, d'abord *neuf mois* de traitement (1860), *puis trois ans*, dont deux de mercure et un d'iodure (1873), notre savant confrère, de plus en plus exigeant, et malgré « les cures les plus soutenues » dont il avait été témoin en 1860; malgré « les milliers de malades guéris par lui et sans retour », de 1860 à 1873, en arrive aujourd'hui, en 1880, à déclarer, toujours au nom de son expérience personnelle, que « TROIS A QUATRE ANS (soit en moyenne trois ans et demi) consacrés à une *médication énergique*, tel est le MINIMUM nécessaire » !

Tout se perfectionne, on le sait, dit à ce propos M. Diday; aussi « même pour le mercure, ajoute-t-il plaisamment, n'en suis-je plus à m'étonner, puisque l'expérience le prouve, que l'appétit vienne en mangeant » (*Lyon médical*, 28 mars 1880). Et quel appétit, grand Dieu ! puisqu'il ne lui faut rien moins pour se satisfaire, et encore incomplètement, que le menu suivant, dont M. Fournier nous donne la carte que voici. copiée textuellement dans son livre :

« D'une façon très sommaire, dit M. Fournier, je me bornerai seulement aujourd'hui à vous rappeler qu'un traitement digne d'être qualifié « suffisant » est celui :

« 1° Qui a pour base l'administration de ces deux grands remèdes qu'avec juste raison on appelle communément les « spécifiques de la vérole », à savoir le *mercure* et l'*iodure de potassium* ;

« 2° Qui a pour base l'administration de ces deux remèdes, *à doses véritablement* actives et curatives, *très
différentes* des doses insuffisantes, timides, indifférentes
(*sic*), presque inertes même, dirai-je, auxquelles on se
contente par routine traditionnelle de les prescrire le
plus souvent;

« 3° Qui est ordonnancé, régi suivant une certaine
méthode, laquelle a pour visée et pour résultat de con-
server aux remèdes, en dépit de leur administration prolongée, leur intensité d'action primitive (méthode dite
des *traitements successifs* ou *intermittents*).

« 4° Qui, dans ces conditions, est poursuivi avec rigueur
pendant *plusieurs années* consécutives, au MINIMUM pendant TROIS ou QUATRE ans. » (*Loc. cit.*, page 140).

Ce n'est point ici le lieu de discuter à fond cette terri-
fiante médication, à laquelle M. Diday a donné récemment son vrai nom, celui d'OUTRANCISME HYDRAR-
GYRIQUE, médication dont l'inflexible rigueur nous re-
porte aux temps héroïques de la vérole, (*morbi gallici*,
comme on disait alors), au temps des Jean de Vigo,
Nicolas Massa, Brassavole, etc., les maîtres vénérés de
M. Fournier, à ces premières années du XVIe siècle, où le
traitement par le mercure avait donné lieu à de tels
excès, qu'ils arrachaient au Doyen de la Faculté de Poi-
tiers, Nicolas Michel (1540), cette imprécation :

« Tant d'abus, mes frères, ont été commis en la cure
de ce mal, qu'on est injurié estre appelé panseur de
grosse vérole » ;

Et un peu plus tard, en 1564, conduisaient Fallope à
cette ironique conclusion :

« Medicina hæc, pro asinis et rusticis servetur, atque
a thalamo viventium hominum excludatur ».

Convaincu, comme nous devons l'être, que M. Fournier ne possède pas moins que nous le désir et la volonté
ferme de guérir ses malades, nous nous sommes souvent demandé à quelles causes il fallait attribuer cette
énorme différence, quant au temps nécessaire pour y arriver, entre son traitement et le nôtre, lequel n'est,
après tout, que le traitement ordinaire, le traitement
classique, celui de Ricord, Diday, Rollet, des médecins de
Saint-Louis, MM. Vidal et Besnier, celui de Clerc, Mau-
riac, H. Mireur, Horand, de Lyon, et de tant d'autres pra-
ticiens justement renommés. Sans doute, çà et là, quelques véroles, bien que légères en apparence, résistent plus
longtemps, se prolongent au delà des quinze à dix-huit
mois qui marquent la durée des syphilis communes ; nous
en avons vu persister, en dépit de tous nos efforts, deux,
trois, quatre ans même. Mais ces véroles-là ne sont pour
nous que l'exception, la très petite exception, tandis
qu'elles seraient devenues la règle, c'est lui-même qui
nous le dit, pour M. Fournier. A quoi peut donc tenir
cette différence ? A deux causes selon nous :

1° A l'idée singulière qu'à eue M. Fournier de soumettre son traitement à une sorte de *règlement militaire*, lui
imposant une série d'arrêts et de reprises alternatifs, à
dates et, pour ainsi dire, à heures fixes. Or, qu'une poussée
se produise juste au moment fixé pour la suspension du
traitement, voilà M. Fournier désarmé devant l'ennemi,
puisque, de son propre aveu, le mercure, vu l'*accoutu-
mance* (?), serait alors impuissant. Et par contre, le moment venu de reprendre le traitement, il gorgera de mercure
son malade, celui-ci n'eût-il alors aucune manifestation !

2° Les doses massives prescrites par M. Fournier, lesquelles doses, « BIEN DIFFÉRENTES DES DOSES ORDINAIRES, »

doivent, par leur excès même, avoir le plus souvent pour résultat, tout en exposant le malade aux effets nuisibles du remède, de le priver de ses effets utiles. M. Fournier a-t-il donc oublié ce qu'il écrivait, en 1858, savoir : « que l'action médicatrice du mercure se suspend dès que ses effets pathogéniques commencent à se produire »? (*Leçons sur le chancre*, page 345.) Ce qui était vrai en ce temps-là aurait-il donc cessé de l'être aujourd'hui?

Telles sont, selon nous, les deux causes principales qui, emprisonnant M. Fournier comme en un cercle vicieux, l'ont conduit peu à peu, et par les efforts même qu'il faisait pour en sortir, à L'OUTRANCISME HYDRARGYRIQUE, à ces exagérations d'un autre âge, mauvaises sans doute comme tout ce qui dépasse la mesure, mais d'où se dégagent cependant, nous nous plaisons à le reconnaître, un complet désintéressement et une entière bonne foi.

Personne assurément ne nous accusera d'être l'ennemi du mercure. De longue date, nous l'avons, avec Ricord, défendu contre les derniers survivants de l'École physiologique ; dans ces derniers temps, contre le vigoureux assaut que lui livrait notre ardent et savant confrère Armand Després ; tout récemment encore, dans nos *Lettres à Emile*, contre les charlatans qui exploitent, à leur profit, les terreurs qu'il inspire. Mais si nous sommes partisan du mercure, nous ne l'aimons, suivant en cela le précepte d'Horace, que comme on doit aimer toute chose : dans la limite du bien qu'il peut faire. Or, si le mercure peut faire beaucoup de bien, il peut faire aussi beaucoup de mal. Et à ce propos, qu'il nous soit permis d'appeler ici l'attention de nos lecteurs sur un sujet des plus graves, qui, depuis quelque temps, préoccupe vivement les esprits. Nous voulons parler de ces accidents des centres nerveux, accidents réputés syphilitiques, et dont la fréquence, de jour en jour plus accentuée, semble marcher de pair avec les progrès de l'OUTRANCISME HYDRARGYRIQUE.

Un de nos jeunes confrères, M. le Dr Louis Jullien, esprit chercheur et naturellement curieux, a voulu savoir quelle part d'influence, bonne ou mauvaise, le traitement mercuriel pouvait avoir sur le développement de la syphilis tertiaire, et aussi, chose plus facile à déterminer, sur la nature des accidents qui la caractérisent. Dans ce but, M. Jullien a eu l'heureuse idée de s'adresser aux principaux spécialistes, Français, Anglais, Italiens, etc., demandant à chacun ce que lui avait appris sa propre expérience. Or voici, quant aux accidents des centres nerveux, les résultats de cette vaste enquête :

Sur 59 cas de syphilis tertiaire appartenant à des syphilis *non traitées par le mercure*, un seul cas d'affection du cerveau (hémiplégie gauche) a été observé chez une femme, et encore ce cas, vu l'âge de la malade, a-t-il paru douteux à M. Jullien qui, à la suite de cette remarque, ajoute : « Serait-ce donc à dire que les syphilitiques restés vierges de mercure ne sont que très rarement, pour ne pas dire jamais, atteints par les lésions tertiaires de l'encéphale? » (*Recherches statistiques sur l'étiologie de la syphilis tertiaire*, 1874, page 16.)

Toutefois, même en prenant pour bon ce cas douteux, cela ne fait encore, pour les syphilitiques non mercurialisés, que 1 sur 59, soit : 1,69 POUR 100.

Sur 159 cas de syphilis tertiaire, appartenant à des syphilis *traitées par le mercure*, 23 cas d'affection du cerveau ont été observés. Sur ces 159 observations, 17 appartiennent à M. Fournier, parmi lesquelles nous avons compté 6 affections cérébrales. Or, si des deux premiers nombres, 159 et 23, nous retranchons ceux de M. Fournier, 17 et 6, nous avons :

142 cas appartenant à divers médecins, sur lesquels 17 cas d'affections des centres nerveux, soit :

11,9 pour 100.

Tandis que pour les 17 cas de M. Fournier, comprenant 6 cas d'affections cérébrales, la proportion est de :

35,3 pour 100 !!

Maintenant, si à cette écrasante éloquence des chiffres, on ajoute l'influence nocive bien connue de l'action prolongée du mercure sur les centres nerveux (tremblement, démence, paralysies, épilepsie, etc.), quel terrible soupçon se dégage aussitôt de ce rapprochement ! Avec quelle anxiété l'esprit se demande si, pour beaucoup de ces accidents notés *syphilis du cerveau*, mieux ne vaudrait pas peut-être l'étiquette : MERCURISME CÉRÉBRAL !

Car, ne l'oublions pas, pour le mercure, comme pour tant d'autres agents toxiques employés en médecine, c'est la dose qui fait tout : un grain d'opium apaise la douleur, un gramme donne la mort ! Aussi bien croyons-nous répondre ici à la pensée de l'immense majorité des médecins, en terminant par la déclaration suivante :

Ayant à choisir entre une syphilis ordinaire et trois ou quatre ans de mercure à haute dose, nous choisirions avec empressement la syphilis ! Nous la choisirions encore, dussions-nous être forcé de laisser à la nature seule le soin de nous guérir : *E duobus malis, elige minimum.*

POST-SCRIPTUM.

Peut-être nous demandera-t-on pourquoi cette brochure, puisque nous n'avions qu'à indiquer les pages de notre livre, d'où nous l'avons en grande partie extraite, à coups de ciseaux. Nous répondrons franchement que le désir de propager des notions utiles n'a pas été le seul motif de cette publication. Nous y avions un autre intérêt : prouver à M. Fournier que sur le « TERRAIN NON DÉFRICHÉ » où il a voulu nous suivre, et où il n'a pas craint de dire que « TOUT RESTAIT A FAIRE OU PEU S'EN FAUT » il n'a eu qu'à se baisser pour y ramasser sa gerbe.

Ce n'est pas d'ailleurs pour la première fois que nous avons à nous défendre contre les excessives prétentions de ce médecin qui, malgré les plus larges compensations, n'a pu encore se résigner à accepter carrément le rôle de vulgarisateur que lui assignaient ses aptitudes et son rang d'âge parmi nous. Que M. Fournier fasse des livres sur des sujets déjà traités par d'autres, c'est son droit. Mais là où le droit s'arrête et disparaît, c'est quand l'auteur, pour donner à entendre que son sujet est neuf, que lui seul était digne et capable de pareille tâche, cherche à écraser ses modèles sous la mémoire des morts, de ceux qu'avec « UN JUSTE RESPECT, IL APPELLE (sans les nommer) LES MAÎTRES DE L'ART »!! (*Loc. cit.*, page 90.)

N'est pas inventeur qui veut, et encore moins, en médecine, le créateur d'une œuvre originale. Même avec les qualités nécessaires pour le devenir, il faut encore des circonstances favorables de lieu et de temps, de temps surtout. C'est, sans doute, ce qui a manqué à M. Fournier, venu trop tard, quand la science était faite, quand depuis les Ricord, Diday, Cullerier, Auzias, Bassereau, Pellizzari, Rollet..., jusqu'au microscope de Lancereaux, tout ce qu'on pouvait dire ou écrire en syphiliologie, sauf les menus détails, avait été dit ou écrit.

A part « l'OUTRANCISME HYDRARGYRIQUE », nous défions, en effet, qui que ce soit, de nous montrer dans les livres de M. Fournier, sous leur rhétorique pompeuse et sonore, une seule idée venant de lui, un seul fait nouveau dont il ait enrichi la science. Rien ! Pas même, çà et là, le mot qui déride, la note alerte qui rompt le sommeil, un trait qui nous rappelle le joyeux parloir des Capucins, au bon temps de Ricord... Rien !

Nous regrettons que M. Fournier nous ait mis dans la nécessité de lui dire ces choses-là. Il ne fallait rien moins, pour nous y décider, que le cas de légitime défense. M. Fournier aurait dû comprendre que le règne des Pontifes est passé ; qu'à une époque où tout le monde lit, même les médecins, être juste envers ses confrères est la meilleure preuve que l'on puisse donner de son propre mérite. Et que ce n'est point en les passant sous silence, ou en les reléguant dédaigneusement dans les sous-sols de ses livres, qu'il ferait oublier des hommes qui laisseront dans la science ce que lui-même n'est pas sûr encore d'y laisser : un nom.

1er juillet 1880.

Ed. L.

PRINCIPAUX OUVRAGES DE L'AUTEUR

861. DU CHANCRE PRODUIT PAR LA CONTAGION DES ACCI-
DENTS SECONDAIRES DE LA SYPHILIS. 1 volume in-8,
2ᵉ édition, contenant tous les documents relatifs à la découverte de la loi de transmission de la syphilis secondaire.

864. TRAITÉ THÉORIQUE ET PRATIQUE DES MALADIES
VÉNÉRIENNES. 1 volume in-8, de 760 pages.

873. LA SYPHILIS, LE CHANCRE ET LA BLENNORRHAGIE,
DANS LEURS RAPPORTS AVEC LE MARIAGE. 1 vol.
in-12, de 332 pages, avec une nouvelle préface (1880).

875. APHORISMES SUR LES MALADIES VÉNÉRIENNES, sui-
vis d'un Formulaire magistral pour le traitement de ces
maladies. 1 volume in-18, 2ᵉ édition.

876. DE LA DILATATION MÉDIATE, LENTE ET PROGRES-
SIVE, appliquée au traitement des rétrécissements de l'urè-
thre. Br. in-8.

880. LETTRES A ÉMILE, sur l'art de se préserver du mal vénérien et des charlatans qui l'exploitent. Pour faire suite à
tous les traités d'éducation destinés aux jeunes gens. 1 vol.
in-18.

Paris. — A. PARENT, imp. de la Faculté de Médecine, r. M.-le-Prince, 29-31.